BAR-LE-DUC

ŒUVRE DU BON LAIT

(CONSULTATION DE NOURRISSONS
ET DISTRIBUTION DE LAIT STÉRILISÉ)

Fondée le 15 mai 1902

MÉDAILLE D'OR : ACADÉMIE DE MÉDECINE (1908)
(*Précédemment Médaille d'Argent, puis Médaille de Vermeil*)

RAPPEL DE MÉDAILLE D'OR (1913)

DIPLÔME D'HONNEUR : EXPOSITION DE NANCY (1909)

Conseils aux Mères

BAR-LE-DUC
IMPRIMERIE CONTANT-LAGUERRE
36, Rue Rousseau, 36

1914

Conseils aux Jeunes Mères

HYGIÈNE DE LA GROSSESSE

Outre les règles habituelles de l'hygiène qu'elle doit suivre scrupuleusement, la femme enceinte doit prendre des précautions spéciales réclamées par son état.

Ses **vêtements** doivent être amples; si elle porte un corset, celui-ci doit être souple et élastique.

Si le ventre tombe comme chez certaines femmes qui ont eu plusieurs grossesses en peu de temps, il est nécessaire de le soutenir par une **ceinture** également élastique.

Les **jarretières** doivent être supprimées, car elles gênent la circulation du sang, et remplacées par des jarretelles s'attachant au corset.

Le **régime** ne doit être modifié en aucune façon : la femme enceinte doit se nourrir sainement et suffisamment (pour son entretien à elle et pour celui du petit être qui va venir), mais elle peut manger tout ce qui lui fait plaisir. — Si l'appétit languit, quelques amers (macérations de quassia dans de l'eau froide). — Eviter l'usage prolongé des vins dits toniques : quinquina et autres. Ces vins, sans servir utilement à la mère, nuisent à l'enfant.

La **constipation** sera combattue à l'aide de lavements (eau bouillie; glycérine une cuillerée à bouche par 500 grammes d'eau); prendre ces lavements dans la position couchée; ou bien à l'aide de laxatifs (fruits cuits, graines de lin, huile de ricin, magnésie, rhubarbe). — Pas d'aloès, ni d'eau-de-vie allemande, ni de pilules quelconques.

L'**exercice** doit être modéré; le meilleur est la marche à pied : ni bicyclette, ni danse. Les promenades ou voyages en voiture ou en chemin de fer doivent être suspendus au moins pendant les trois premiers mois et pendant le dernier.

Les **bains** peuvent être continués. Ils doivent être courts

(10 à 15 minutes) et tièdes. Pour les douches, il est nécessaire d'avoir l'avis du médecin qui, avant de les permettre, a besoin d'examiner le cœur et les poumons.

La **toilette des parties génitales externes** doit être faite deux fois par jour avec de l'eau chaude.

Les **injections** vaginales antiseptiques et tièdes sont obligatoires lorsqu'il existe un écoulement abondant et principalement dans le dernier mois de la grossesse (canule en verre très propre, eau boriquée : deux cuillerées à soupe par litre d'eau bouillie).

Dans les dernières semaines éviter les rapports sexuels, les travaux pénibles, la machine à coudre, les lavages de linge à la rivière, etc.

Il faut insister d'une façon toute spéciale sur la **nécessité des examens médicaux pendant la grossesse**. Ils permettent de vérifier les dimensions du bassin qui peut être vicié.

En outre, l'**analyse de l'urine** qui peut être faite fréquemment (tous les mois et au moins deux fois dans le dernier mois) permet d'y déceler la présence de l'**albumine** et d'en prévenir les effets (**accès éclamptiques**) par un traitement approprié (régime du lait).

Enfin, vers le 8e mois, le toucher vaginal permet à l'accoucheur ou à la sage-femme de constater la présentation de l'enfant et de la corriger s'il y a lieu.

Les **seins** doivent être préparés à l'allaitement par de légères tractions des mamelons répétées souvent et par des frictions à l'alcool qui en augmentent la fermeté.

HYGIÈNE DES SUITES DE COUCHES

Des **toilettes des organes génitaux externes** doivent être faites au moins trois fois par 24 heures au moyen de tampons d'ouate hydrophile stérilisée, imbibés d'une solution antiseptique (sublimé).

Dans l'intervalle des toilettes, ces organes seront protégés par une épaisse couche de coton hydrophile maintenue par un bandage en T.

Pour les injections vaginales après l'accouchement prendre l'avis du médecin ou de la sage-femme.

Il faut avoir soin de prendre la température soigneusement, deux fois par jour, matin et soir. Si la température atteint deux fois de suite au moins 37°,6, ou une fois au moins 38°, prévenir aussitôt le médecin.

Si, dès le début de l'accouchement, l'écoulement, qui se fait dans les jours qui suivent l'accouchement, prend une mauvaise odeur, ou si la femme perd du sang en trop grande abondance. il y a lieu de recourir aux injections vaginales antiseptiques et très chaudes (48°) (Faire usage du permanganate de potasse).

Le **régime de l'accouchée** ne doit pas différer de son régime habituel.

La **constipation** sera combattue par des lavements glycérinés.

Le **repos complet au lit doit durer au moins 15 jours** et pendant un mois la femme ne doit se livrer à aucun travail jusqu'à ce que les organes aient repris doucement leur place et leur volume normal.

Si le médecin reconnaît que la mère n'a rien au cœur ni aux poumons, ni aux seins... qu'elle allaite son enfant.

Ils y gagneront l'un et l'autre.

CONSEILS DE L'ACADÉMIE DE MÉDECINE

1° L'allaitement maternel est le seul mode d'alimentation naturelle. Aucun autre mode d'alimentation ne peut lui être comparé ;

2° **Toute mère a le devoir d'allaiter son enfant ;**

3° L'enfant séparé de sa mère court les plus grands risques ;

4° La régularité des fonctions digestives et de la croissance de l'enfant doit être l'objet d'une surveillance très attentive : l'augmentation excessive ou insuffisante de son poids résulte ordinairement d'un allaitement excessif ou insuffisant ;

5° Dès que la santé de l'enfant est troublée, il doit être soumis à l'examen d'un médecin aussitôt que possible, car il peut être atteint d'une affection grave qui ne se révèle au début que par des symptômes légers ;

6° Les tétées seront espacées de deux heures au moins pendant le jour et, pendant la nuit, le repos étant aussi nécessaire pour la mère que pour l'enfant, on ne donnera le sein qu'une ou deux fois. L'enfant ne recevra rien dans l'intervalle des tétées, même s'il crie ;

7° La durée de l'allaitement doit être aussi prolongée que possible ;

8° On ne devra pas suspendre l'allaitement d'une façon définitive pendant les mois de juillet, août, septembre et octobre. On ne le suspendra pas non plus lorsque évolue une éruption dentaire ou lorsque l'enfant présente quelque indisposition ;

9° Toute femme qui ne veut pas faire de mal à son enfant doit s'abstenir de liqueurs alcooliques; elle doit même éviter de prendre en quantité trop considérable toute boisson contenant de l'alcool : vin, bière, cidre, etc. ;

10° Dans le cas où la mère n'a qu'une quantité manifestement insuffisante de lait, soit d'une façon temporaire, soit d'une façon définitive au début ou au cours de l'allaitement, elle doit suppléer au lait qui lui manque en y ajoutant une quantité suffisante de lait animal. C'est ce qui constitue l'allaitement mixte;

11° Les règles de l'allaitement mixte réunissent les conditions de l'allaitement maternel indiquées aux paragraphes 6 et suivants;

Elles seront en outre indiquées aux paragraphes 14 et suivants à propos des règles de l'allaitement artificiel;

12° L'allaitement artificiel est celui qui est assuré à défaut de lait de femme, par le lait animal : ânesse, chèvre, vache, etc. ;

13° Le lait de vache est généralement employé en raison de son abondance et de la facilité de se le procurer;

14° On s'entourera de toutes les garanties nécessaires pour employer du lait pur, c'est-à-dire ni écrémé, ni frelaté, ni contaminé, ni altéré;

15° Le médecin dira si le lait doit être donné à l'enfant pur ou s'il doit être coupé ou sucré; il devra toujours être donné tiède;

16° On peut détruire dans le lait les germes accidentels et malfaisants qui peuvent amener des maladies (gastro-entérite, tuberculose, fièvre typhoïde, etc.), par l'ébullition, par la pasteurisation, par le chauffage au bain-marie à 100 degrés, par la stérilisation au-dessus de 100 degrés;

17° Le lait bouilli, ou le lait chauffé au bain-marie à 100 degrés, devra être consommé dans les vingt-quatre heures;

18° Le lait stérilisé au-dessus de 100 degrés peut se conserver plus longtemps, mais il est d'autant moins bon qu'il est plus ancien;

19° L'ébullition, la pasteurisation, le chauffage au bain-marie, la stérilisation doivent être mis en pratique le plus tôt possible après la traite;

20° Pour donner du lait à l'enfant, on peut employer la cuiller, le verre, la timbale : de cette façon, les repas sont toujours surveillés et les ustensiles ont l'avantage d'être facilement maintenus propres:

21° On peut aussi employer le biberon, à la condition formelle qu'il soit constitué uniquement par une bouteille surmontée d'une tétine. **Tous les biberons à tube sont très dangereux;** ils doivent être proscrits;

22° Le coupage du lait, quand il est nécessaire, doit être pratiqué avec de l'eau récemment bouillie;

23° Avant de donner le lait animal, il convient de le goûter et de s'assurer qu'il n'a ni mauvais goût ni mauvaise odeur;

24° Les prescriptions concernant la durée, la suspension de l'allaitement sont (V. paragraphe 8) les mêmes que pour l'allaitement maternel;

25° Dans l'allaitement artificiel, la surveillance de l'enfant doit être plus rigoureuse encore que dans l'allaitement maternel et que dans l'allaitement mixte;

26° Le sevrage consiste à donner à l'enfant d'autres aliments que le lait. Il est progressif lorsque cette alimentation se substitue graduellement à l'allaitement; il est brusque lorsqu'elle remplace tout d'un coup l'allaitement. Le sevrage progressif doit être préféré au sevrage brusque;

27° Le sevrage fait courir d'autant plus de risques à l'enfant que celui-ci est plus jeune;

28° Comme il a été dit au paragraphe 8, le sevrage ne devra pas avoir lieu pendant les mois de grande chaleur;

29° L'alimentation solide prématurée est extrêmement dangereuse.

POIDS DES ENFANTS

Voici les poids moyens d'un enfant de un jour à un an :

A la naissance	3 kilogrammes.	
1 mois.	3,750	—
2 mois.	4,450	—
3 mois.	5,100	—
4 mois.	5,700	—
5 mois.	6,250	—
6 mois.	6,750	—
7 mois.	7,200	—
8 mois.	7,600	—
9 mois.	8 »	—
10 mois.	8,350	—
11 mois.	8,700	—
12 mois.	9 »	—

Tout enfant doit être régulièrement pesé.

A **partir du 4e jour**, il doit augmenter régulièrement d'au moins **25 grammes par jour**, en moyenne, **jusqu'à la fin de son 3e mois ; pendant le second trimestre**, il doit augmenter au moins de **20 grammes par jour** ; enfin après le 6e mois, une augmentation moyenne de 15 grammes par jour est suffisante.

PRESCRIPTIONS CONCERNANT L'ÉLEVAGE DES ENFANTS DU PREMIER AGE (SOINS HYGIÉNIQUES)

L'enfant sera élevé dans une chambre autant que possible bien aérée et suffisamment chauffée en hiver. L'enfant, même né à terme et bien portant, ne doit pas être sorti avant le quinzième jour, à moins que la température extérieure ne soit très douce et très sèche. Ne pas oublier que, souvent, c'est par la respiration d'un air froid ou trop vif que l'enfant contracte une bronchite.

Les enfants de moins d'un an ne sont jamais **méchants** ainsi qu'on le prétend parfois. Ils ne crient que pour trois causes : — 1° ils ont faim ; — 2° quelque chose les gêne ; — 3° ils sont malades.

Donc, si un enfant crie, il faut voir si ce n'est pas l'heure de lui donner à boire. S'il a bu à son heure, il faut le démailloter pour s'assurer qu'il n'est pas piqué par une épingle, que ses linges ne sont ni mouillés, ni souillés, qu'il n'a pas la peau rouge par places. Dans ces derniers cas, il faut enlever ce qui le gêne ; le changer de linge et le saupoudrer largement de poudre de talc avec un tampon de coton. Si, ces vérifications faites, l'enfant continue à crier, il est probable qu'il est malade et il faut alors le surveiller, et, si ses cris persistent, le faire examiner par le médecin.

Le meilleur berceau consiste en une corbeille que l'on garnit d'une grande serviette dans laquelle on dépose une épaisse couche de son. On place le drap à même sur le son. Lorsque l'enfant urine au lit, il se forme dans le son des boulettes qu'il est facile d'enlever et la couchette reste saine. Cela est préférable aux paillasses ou matelas qui s'imprègnent d'urine et deviennent rapidement malsains.

Dans vos demeures évitez l'encombrement, les rideaux et les tapis (un simple rideau de mousseline sur les berceaux, pour protéger l'enfant contre les mouches, suffit).

Aérez largement vos demeures.

Il ne faut pas coucher l'enfant sur le dos, mais sur le côté, et, chaque fois qu'on le couche, le placer alternativement sur le côté droit et le côté gauche.

Lorsqu'on porte un enfant âgé de moins de quatre mois, on ne doit jamais le tenir debout, mais étendu sur les bras et en lui tenant la tête.

Les selles d'un enfant en bonne santé sont jaunes et ressemblent à des œufs brouillés. Si elles devenaient liquides ou vertes, il faudrait faire examiner l'enfant.

Tenez proprement le corps, la tête et les oreilles de vos enfants.

Ne faites jamais percer les oreilles des petites filles.

Lavez-les plusieurs fois par jour à l'eau tiède.

Baignez-les souvent, tous les jours si vous pouvez.

Après avoir lavé ou baigné l'enfant, il faut le saupoudrer largement sur le dos, les fesses, les cuisses et dans tous les plis de la peau avec de la poudre de talc. La bande enroulée autour du ventre pour maintenir l'ombilic (nombril) doit être conservée pendant quatre mois.

Tenez courts et propres les ongles des enfants.

Ne laissez pas s'accumuler de crasses ou de croûtes sur la tête. Certaines personnes croient que c'est utile; cela est complètement faux.

Quand les croûtes se forment, faites-les tomber en les frottant *très doucement* avec de l'huile douce ou de la vaseline boriquée.

La propreté donne la santé; la malpropreté engendre la maladie.

Il ne faut pas se hâter de faire marcher l'enfant; on doit le laisser avec ses propres forces se traîner à terre et se relever; il faut donc rejeter l'usage des chariots et des paniers.

Il est indispensable de faire vacciner l'enfant dans les trois premiers mois qui suivent sa naissance ou même plus tôt s'il règne une épidémie de variole; le vaccin est le seul préservatif certain de la petite vérole.

PRESCRIPTIONS CONCERNANT L'ÉLEVAGE DES ENFANTS DU PREMIER AGE (ALIMENTATION)

Allaitement naturel

L'allaitement de l'enfant nouveau-né par sa mère, ou, à son défaut, par une nourrice sous les yeux de la famille, est le mode de nourriture qui donne les résultats les plus heureux, et diminue le plus les chances de mortalité des enfants.

Le lait doit constituer la principale nourriture de l'enfant pendant sa première année au moins, c'est-à-dire jusqu'à l'apparition des dix ou douze premières dents.

Il est dangereux de donner à l'enfant, dès les premiers mois, une nourriture solide et il ne faut pas oublier que l'alimentation prématurée fait beaucoup de victimes chez les jeunes enfants.

Pendant les deux premiers jours qui suivent la naissance et en attendant la montée du lait chez la mère ou l'arrivée d'une nourrice, l'enfant peut être alimenté avec de l'eau légèrement sucrée et tiédie, dont on donne une ou deux cuillerées à dessert toutes les deux heures et selon ses besoins, en y ajoutant, s'il le faut, un peu de lait.

Dès qu'il prend le sein, l'enfant devra être alimenté régulièrement, à heure fixe, toutes les deux ou trois heures pendant les premiers mois, toutes les trois heures ensuite. Il faut habituer l'enfant à ne pas boire pendant la nuit en lui donnant la première tétée très tôt le matin et la dernière très tard le soir : de cette façon tout le monde se repose.

C'est avec la balance, et la balance seule, qu'il est possible de se rendre compte si un enfant augmente régulièrement et normalement.

La nourrice ne doit pas prendre l'enfant dans son lit, car elle peut s'endormir et l'étouffer en se retournant sur lui dans son sommeil ou le laisser tomber du lit.

En cas de grossesse, toute mère ou nourrice doit progressivement cesser l'allaitement pour ne pas compromettre la santé du nourrisson.

Autant que cela sera possible, l'enfant, pendant la première année, ne prendra que le sein; s'il le faut absolument, à partir du huitième ou du neuvième mois, on pourra donner, chaque jour, un jaune d'œuf cuit à la coque, puis le plus tard possible, des potages très clairs et toujours bien cuits faits avec de la farine de froment (ou de riz, ou d'avoine) et du lait. Pas de pain et surtout pas de bouillon. Le bouillon est d'abord peu nourrissant par lui-même puisque 1.000 grammes de ce liquide équivalent à 100 grammes de lait. Il a, du reste, d'autres inconvénients : il détermine parfois des garde-robes fétides.

Il est préférable de ne sevrer l'enfant qu'après la première année. Mais il ne faut sevrer ni à l'époque des grandes chaleurs, ni pendant une éruption dentaire active, ni pendant une indisposition de l'enfant.

On ne doit effectuer le sevrage que progressivement. Les soupes au lait et à la farine, le lait, les purées de légumes farineux formeront alors la base de l'alimentation de l'enfant. Quant aux viandes, gâteaux, sucreries de toute espèce, et, surtout, quant aux vins et aux liqueurs, il faudra bien se garder d'en donner à l'enfant sous aucun prétexte.

La mère qui cesse d'allaiter doit prendre quelques purgatifs et des tisanes diurétiques ou acidulées.

Allaitement artificiel.

Lorsque la mère ne peut pas remplir son devoir et allaiter son enfant, il faut nourrir celui-ci avec du lait de bonne qualité.

Donnez le biberon à des heures régulières (un biberon toutes les deux heures, jamais avant — un seul biberon la nuit). En général, les mères, qui nourrissent leurs enfants au biberon, ont une tendance à augmenter la quantité de lait nécessaire sous prétexte que l'enfant a un gros appétit. **Elles ont tort.** L'enfant grossit il est vrai, mais il devient bouffi et la suralimentation qu'on lui donne, loin de lui profiter, l'expose à tous les dangers du rachitisme. C'est là le gros écueil de l'alimentation artificielle, même lorsque le lait est bon et les biberons bien entretenus.

N'employez jamais les tétines rouges : faites usage de tétines noires ou jaunes. Dans l'intervalle des tétées, ne faites jamais usage de la sucette, c'est d'abord contraire à toutes les règles de l'hygiène et ensuite cela peut être cause d'affections graves.

Ne donnez donc jamais à votre enfant plus de lait qu'il ne convient. La quantité doit être attentivement dosée pour son âge et, si vous avez soin de peser régulièrement votre enfant, il sera facile de décider, en toute connaissance de cause, s'il est nécessaire d'augmenter sa ration de lait. Cette quantité doit varier, en effet, suivant l'appétit, les aptitudes digestives, l'état de santé ou de maladie, la force de l'enfant, mais c'est seulement le médecin qui décidera de l'augmentation du lait, après que vous aurez pesé votre bébé.

Lorsque l'on emploie du lait stérilisé, il faudra, aux intervalles prescrits (toutes les deux heures ou toutes les trois heures suivant les cas), tiédir un des biberons en le plongeant dans un pot d'eau chaude. Enlever le bouchon et le remplacer par une tétine qui sera lavée après chaque repas et mise dans un verre d'eau bouillie. Cette tétine doit être bouillie une fois par jour. Il ne faut jamais donner plus d'un biberon par repas ni transvaser les flacons, ni donner à l'enfant le reste d'un repas précédent.

Quand un enfant digère bien, ses selles sont jaunes et ressemblent à des œufs brouillés. Si elles devenaient liquides ou vertes, il faudrait faire examiner l'enfant. En attendant l'arrivée du médecin, supprimez-le lait et ne donnez que de l'eau (eau de Vals, eau de Soultzmatt, ou même tout simplement de l'eau bouillie).

Le lait doit constituer la principale nourriture de l'enfant pendant sa première année au moins, c'est-à-dire jusqu'à l'apparition des dix ou douze premières dents.

S'il le faut absolument, à partir du huitième ou du neuvième mois, on pourra donner chaque jour, un jaune d'œuf cuit à la coque, puis, le plus tard possible, des potages très clairs et toujours bien cuits, faits uniquement avec du lait stérilisé au début et, plus tard, de la farine de froment (de riz ou d'avoine) et du lait. Pas de pain et surtout pas de bouillon. Les potages seront préparés avec soin; ils seront bien liés, sans grumeaux et bien cuits (vingt minutes au moins). Ils seront faits avec du tapioca, de la fécule, de la farine d'avoine, de la fleur de riz si le bébé est relâché, ou de la crème d'orge s'il est constipé.

Même jusqu'à deux ans, on peut très bien élever les enfants uniquement avec du lait stérilisé au début et, plus tard, du lait stérilisé et des soupes faites avec de la farine et du lait.

Ne donnez pas de viande aux enfants avant qu'ils n'aient toutes leurs grosses dents; pas de gâteaux et pas de sucreries, et quant au vin ou aux liqueurs, vous seriez coupables d'en donner à vos enfants, car ce serait leur faire le plus grand mal.

Défiez-vous de toutes les préparations et compositions diverses que le commerce recommande pour remplacer le lait ou les aliments sus-indiqués. Défiez-vous aussi de tous ces médicaments que l'on emploie couramment et mal à propos, tels que : sirop de Teyssèdre, sirop de Dessessartz, sirop de chicorée, sirop de pommes de reinette. Il ne faut les employer qu'après avis du médecin.

DOSES DE LAIT A DONNER AUX ENFANTS

1 mois,	9 biberons de	60 gr.	Lait coupé d'eau sucrée à 50 0/0 par 1/3.			
2 mois,	9 biberons de	70 gr.	—	—	—	par 1/4.
3 mois,	9 biberons de	80 gr.	(lait pur),	sucre	10	grammes.
4 mois,	8 biberons de	105 gr.	—	sucre	12	—
5 mois,	8 biberons de	110 gr.	—	sucre	13	—
6 mois,	8 biberons de	120 gr.	—	sucre	13	—
7 mois,	8 biberons de	130 gr.	—	sucre	15	—
8 mois,	7 biberons de	155 gr.	—	sucre	17	—
9 mois,	7 biberons de	160 gr.	—	sucre	18	—
10 mois,	7 biberons de	170 gr.	—	sucre	20	—
11 mois,	7 biberons de	180 gr.	—	sucre	21	—
12 mois,	7 biberons de	185 gr.	—	sucre	25	—

QUELQUES CONSEILS A PROPOS DE LA DIARRHÉE VERTE ET DU CHOLÉRA INFANTILE

Les selles d'un enfant bien portant doivent être jaunes, ressembler à des œufs brouillés; lorsqu'elles deviennent *vertes*, il faut faire très grande attention, mettre immédiatement l'enfant à l'eau bouillie et appeler d'urgence un médecin, car la situation peut devenir rapidement très grave (choléra infantile).

En attendant la visite du médecin, il faut instituer la *diète hydrique*. Elle consiste à remplacer la quantité de lait qu'on ne donne pas par une quantité égale d'eau bouillie ou d'eau alcaline (Soultzmatt, Vichy [Célestins], Vals). — L'eau bouillie doit être conservée, à l'abri de la poussière, dans le vase même où elle a bouilli. On la donne froide, à raison de 50 grammes toutes les demi-heures ou de 100 grammes toutes les heures. Il est inutile de la sucrer. — D'autres soins sont nécessaires pour traiter la diarrhée verte, mais ils ne peuvent être prescrits que par un médecin.

Le choléra infantile enlève chaque année, *surtout pendant l'été*, des milliers d'enfants en France.

Les nourrissons au sein ne sont pas absolument à l'abri du choléra infantile; toutefois ce sont surtout les enfants élevés au biberon et les enfants récemment sevrés qui fournissent la très grande majorité des cas de cette terrible maladie, causée par un bacille, le *bacillus proteus*, bactérie putréfiante très répandue dans la nature.

Ce microbe ne parvient dans l'organisme de l'enfant que par voie indirecte, c'est-à-dire *par l'intermédiaire des personnes qui lui donnent des soins : mères, nourrices, bonnes, etc.*

Il a été démontré que le contenu intestinal de personnes bien portantes ou atteintes de légers troubles intestinaux renferme souvent le bacille du choléra infantile; ces porteurs tiennent ces microbes des aliments consommés *crus* : salades, radis, céleris, cornichons, melons, raisins, etc. Les fromages, surtout ceux à pâte molle (Brie, Camembert), contiennent un gisement important de ces bacilles.

Les bacilles du choléra infantile proviennent aussi des mouches qui puisent ces microbes dangereux dans le crottin de cheval et dans le fumier et *vont ensuite les déposer à la surface des aliments*.

Les mesures prophylactiques contre le choléra infantile ne consistent pas seulement à faire bouillir ou à stériliser le lait, ce qui est toujours indispensable dans tous les cas, mais il faut aussi empêcher la pénétration dans la bouche des enfants de tout ce qui peut contenir le microbe du choléra infantile.

Pour cela, il ne faut toucher les bébés qu'avec *des mains très propres et ne leur offrir le sein et le biberon que bien lavés.*

Il faut empêcher les mouches d'approcher des bébés : on y arrivera aisément en enveloppant leurs berceaux avec des rideaux de tulle.

Dans le même ordre d'idées, n'achetez jamais de comestibles (fruits, sucreries, fromages, etc.), qui restent longtemps aux étalages et sont exposés aux mouches qui s'y donnent rendez-vous : la raison de cette mesure d'hygiène découle de ce qui a été dit plus haut et jamais une mère ne prendra trop de précautions pour sauvegarder la santé de son enfant.

Pour détruire les mouches, on met dans une soucoupe une cuillerée à café de la solution commerciale de *formol* et trois cuillerées à soupe de *lait*. Les mouches sont très friandes de ce mélange qui est un poison pour elles : peu de temps après en avoir absorbé, elles tombent et meurent. Cette solution de lait formolé doit être renouvelée tous les jours.

SOINS EN CAS DE DIARRHÉE SIMPLE

Lorsque les selles de l'enfant sont au nombre de plus de trois par jour et deviennent liquides (au lieu d'avoir la consistance et la couleur des œufs brouillés), il y a diarrhée. Il y a lieu alors, pour les enfants nourris au sein, de donner soit une cuillerée à soupe d'eau de chaux, soit autant d'eau alcaline (Vichy [*Célestins*], Soultzmatt, Vals), dix minutes avant la tétée et, pour les enfants nourris au biberon, d'ajouter la même quantité à chaque biberon. — D'une manière générale, il faut diminuer l'alimentation. — Si ces petits moyens ne réussissent pas, appelez sans retard un médecin, afin d'éviter que cette petite indisposition ne s'aggrave et ne devienne de l'entérite.

STÉRILISATION DU LINGE DES ENFANTS

Les linges blancs et propres qui enveloppent les bébés doivent être renouvelés aussi souvent que nécessaire, c'est-à-dire chaque fois qu'ils se trouvent souillés par les déjections de l'enfant.

Les bébés que l'on change fréquemment de linge ont la peau en bon état et ce n'est pas chez eux que l'on remarque les rougeurs des fesses, les boutons, les plaies, toutes les infections cutanées qui font tant souffrir les pauvres petits dont les mères ne sont pas soigneuses et négligent aussi le bain quotidien.

Mais ce n'est pas assez que toutes les pièces de l'habillement (couches, brassières, langes) soient propres, bien blanchies, bien lessivées, il faut encore qu'elles soient **stérilisées**. C'est le meilleur moyen d'éviter toutes ces petites maladies de peau, toutes ces altérations de la peau : l'expérience l'a démontré.

Et rien n'est plus facile d'obtenir du linge pratiquement stérile. Il suffit pour cela de le soumettre, *fort peu de temps avant l'emploi*, et *après l'avoir mouillé convenablement*, à l'opération du *repassage, accompli avec un fer très chaud*. En procédant de la sorte, le linge est porté à une température suffisamment élevée pour que la vapeur d'eau dégagée détermine la destruction des germes qu'il pouvait contenir.

MANIÈRE D'EXÉCUTER QUELQUES PRESCRIPTIONS USUELLES

Bébés au-dessous d'un an.

Vomitif : sirop d'ipéca. — L'enfant étant à jeun, on lui donnera toutes les cinq minutes une cuillerée à café de sirop d'ipéca, suivie de une ou deux cuillerées de tilleul sucré (on ajoute, si l'on veut, un peu d'eau de fleurs d'oranger).

Si l'effet tarde beaucoup (après 4 ou 5 cuillerées) et que l'enfant soit très angoissé, il faut le lever, le promener, lui mettre les jambes dans un bain chaud, lui chatouiller le fond de la gorge.

Après le vomissement, la mère ne doit pas s'effrayer, si le bébé est fatigué, pâle et un peu faible. Mais s'il a des sueurs froides, de la diarrhée, s'il est pris d'un évanouissement (cas rare), il faut lui mettre un cataplasme sinapisé autour des jambes et lui donner quelques cuillerées de thé chaud, additionné d'un tout petit peu de rhum ou de cognac.

Ne pas recourir aux vomitifs sans l'avis du médecin et surtout n'en point donner avant six mois.

Bain simple. — Le bain simple tiède est à 32° centigrades. C'est le bain de propreté qui doit être donné tous les jours. On y savonne l'enfant avec un morceau de flanelle et du bon savon de Marseille. Durée du bain : cinq minutes.

Si l'enfant est agité, s'il dort mal, on donnera le bain le soir.

Bain de son. — Mettre une livre de son dans un linge que l'on noue avec une ficelle : on laisse ce sac dans l'eau et on le serre plusieurs fois pour exprimer le jus du son.

Quant la peau de l'enfant est irritée ou excoriée, on ajoutera, à l'eau du bain de son, de la gélatine de Paris, environ 150 grammes.

Bain salé. — Une demi-livre de sel marin dans un bain tiède.

Bain de moutarde. — Une demi-livre de farine de moutarde, de bonne qualité, et bien fraîche; la délayer dans une cuvette d'eau froide et verser dans un bain tiède. Nouer une grande serviette autour du cou de l'enfant et l'étendre au-dessus du bain pour empêcher la vapeur de moutarde d'irriter ses yeux ou de le faire tousser. Laisser l'enfant dans le bain jusqu'à ce que sa peau soit bien rouge.

Cataplasme de farine de lin. — Verser de l'eau chaude sur la farine de lin (fraîche et de bonne qualité) jusqu'à ce qu'on obtienne une pâte de consistance demi-liquide. Mettre cette bouillie dans une mousseline repliée, de manière à bien l'envelopper. Ne pas appliquer le cataplasme trop chaud.

Cataplasme sinapisé. — Faire un cataplasme de farine de lin comme il est indiqué et saupoudrer de farine de moutarde. L'enlever dès que la peau est rouge. Laver celle-ci avec de l'eau tiède et mettre un peu de vaseline ou d'huile pour calmer la démangeaison.

Préparation des bouillies. — Bouillies préparées avec de la farine de céréales (froment, orge, riz, maïs, avoine). — On délaie une cuillerée à café de farine (plus tard on augmente progressivement cette quantité) dans un peu d'eau froide pour éviter les grumeaux. On jette cette pâte dans 120 à 150 grammes de lait bouillant et on fait cuire le tout en remuant pendant un quart d'heure au moins.

C'est à partir du huitième mois, au plus tôt, que l'on peut, après avis du médecin, commencer à remplacer une tétée ou un biberon par un potage au lait.

L'ALCOOL

L'alcool est un poison.

Toutes les boissons alcooliques sont donc dangereuses : les plus funestes sont les **apéritifs**, les **amers** et surtout l'**absinthe** parce que ces boissons contiennent, outre l'alcool, des essences qui sont, elles aussi, des poisons violents. Il en est de même des liqueurs aromatiques, telles que les eaux de mélisse, ou de menthe, etc., dont il ne faut pas abuser.

On devient alcoolique, c'est-à-dire **empoisonné lentement** par l'alcool, **même sans avoir jamais été en état d'ivresse**, quand on boit tous les jours de l'alcool ou trop de vin. Un litre par jour pour les hommes, un demi-litre pour les femmes est une quantité qui ne doit pas être dépassée.

Par contre, on apaise avantageusement sa soif au moyen de café étendu d'eau, de thé léger, de citronnade ou autres boissons non alcooliques.

L'empoisonnement des parents alcooliques se transmet à leurs enfants. Sur 1.000 enfants d'alcooliques, 500 meurent en bas âge, 300 deviennent tuberculeux, aliénés, épileptiques ou criminels, 200 seulement sont sains de corps et d'esprit.

Quand les femmes enceintes, les nourrices, boivent de l'alcool, ou trop de vin, elles nuisent à leurs enfants qui peuvent naître avortons ou difformes, ou à leurs nourrissons qui peuvent avoir des convulsions.

L'alcoolisme invétéré du père expose le futur enfant aux mêmes dangers.

Les fautes d'hygiène des parents retombent donc sur les générations suivantes.

LOGEMENTS

N'occupez jamais un logement sans l'avoir fait désinfecter, surtout s'il a été occupé par un tuberculeux. Adressez-vous pour cela au service départemental de désinfection qui pratiquera l'opération à très bon compte.

Et, si votre logement est malsain, n'oubliez pas que la loi du 15 février 1902 vous donne le moyen d'obtenir l'assainissement, et même l'interdiction d'habitation, des locaux ou immeubles reconnus insalubres pour la santé des occupants. Il vous suffira d'adresser une plainte motivée au maire.

L'Œuvre du Bon lait accueille avec le plus grand empressement toutes les Mères qui viennent, le Mercredi à 11 heures, faire peser leurs enfants ou chercher des conseils; à toutes celles qui nourrissent, elle délivre des bons de viande; aux mères qui ne peuvent pas allaiter, elle donne du lait stérilisé. Elle accueille également les femmes enceintes qui, pendant les deux derniers mois de la grossesse, désirent recevoir les conseils nécessaires dans leur situation. A celles-là aussi, elle délivre des bons de viande et des bons de bains.

BAR-LE-DUC. — IMPRIMERIE CONTANT-LAGUERRE.

IMPRIMERIE
CONTANT-LAGUERRE

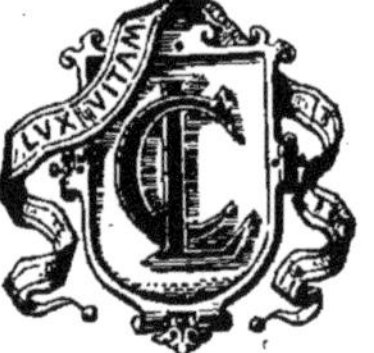

BAR-LE-DUC

www.ingramcontent.com/pod-product-compliance
Ingram Content Group UK Ltd.
Pitfield, Milton Keynes, MK11 3LW, UK
UKHW020226200726
13856UKWH00004B/1627